AF501285

DE

L'ALIÉNATION MENTALE

CHEZ LES VIEILLARDS

PAR

Firmin-Antoine GOUDAL

DOCTEUR EN MÉDECINE DE LA FACULTÉ DE PARIS

Élève du service de santé militaire

PARIS

ALPHONSE DERENNE

52, Boulevard Saint-Michel, 52

1884

DE

L'ALIÉNATION MENTALE

CHEZ LES VIEILLARDS

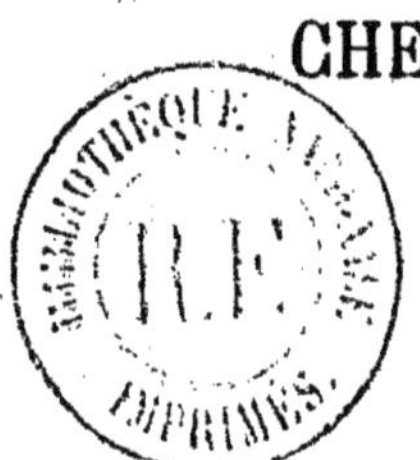

PAR

Firmin-Antoine GOUDAL

DOCTEUR EN MÉDECINE DE LA FACULTÉ DE PARIS

Élève du service de santé militaire

PARIS

ALPHONSE DERENNE

52, Boulevard Saint-Michel, 52

1884

A MON PÈRE, A MA MÈRE

A MA SOEUR

A MES PARENTS

A MES AMIS

A MON MAITRE

M. LE DOCTEUR RITTI

Médecin en chef à la maison nationale de Charenton
Secrétaire de la Société médico-psychologique

A MON MAITRE ET PRÉSIDENT DE THÈSE

M. LE DOCTEUR BROUARDEL

Professeur de médecine légale à la Faculté de Paris
Officier de la Légion d'honneur
Membre de l'Académie de médecine, etc., etc.
Médecin de la Pitié

DE

L'ALIÉNATION MENTALE

CHEZ LES VIEILLARDS

INTRODUCTION

L'idée de ce travail nous a été suggérée par un des plus jeunes maîtres de pathologie mentale, M. le Dr Ritti, médecin de la maison nationale de Charenton. Toujours soucieux des progrès de la science à laquelle il consacre toute son activité, il a bien voulu nous confier le soin de contribuer à l'étude d'une des questions les plus importantes, et pourtant les plus méconnues dans le domaine de l'aliénation mentale.

Guidé par ses conseils et sa vaste érudition, nous nous sommes mis à l'œuvre; nous craignons, malheureusement, de n'avoir pas répondu à toutes ses espérances, et de nous être montré bien inférieur à notre tâche.

Que notre maître distingué reçoive ici nos excuses, en même temps que l'expression de toute notre reconnaissance.

M. le Dr Christian, médecin de la maison nationale de

Charenton, a bien voulu nous communiquer quelques observations inédites recueillies dans son service. Nous garderons le souvenir de sa bienveillance et nous le prions de recevoir nos plus sincères remerciements.

Nous ne saurions trop remercier aussi notre excellent maître, M. le professeur Brouardel, pour toutes les connaissances médicales que nous lui devons et surtout pour l'extrême bonté dont il a fait preuve en acceptant la présidence de notre thèse.

HISTORIQUE. — BIBLIOGRAPHIE

Pendant fort longtemps on a nié la possibilité de la folie chez le vieillard en dehors de la démence sénile. La démence elle-même n'était pas considérée comme une maladie primitive, avec ses lésions propres ; mais plutôt, comme l'expression symptomatique de l'hémorrhagie cérébrale et du ramollissement, comme le terme fatal auquel aboutissaient toutes les psychopathies. Georget, le premier, réagit contre cette opinion.

Esquirol et Calmeil avaient pensé que la lésion propre à la démence siégeait peut-être dans la substance la plus intime des tissus élémentaires du cerveau. Foville le père fit faire un pas important à la question, en décrivant l'atrophie des circonvolutions, et l'agrandissement des sillons qui les séparent. Parchappe montra que cette diminution de volume est constante dans la démence, et proportionnelle au degré, auquel celle-ci est parvenue. Il démontra que c'est surtout sur la partie antérieure des hémisphères, que s'exerce l'atrophie, et se basant sur ces résultats, il considéra comme « mise hors de doute, la loi du décroissement graduel du cerveau, en raison de la dégradation successive de l'intelligence. » Bucknill mesura l'atrophie cérébrale par la comparaison du volume de chaque cerveau, avec la capacité de la boîte osseuse qui le contenait. Marcé vit bien ces lésions des couches corticales, mais il eut le tort de prétendre qu'on voyait toujours chez les déments séniles, ces lésions coïncider avec le ramollissement ou une hémorrhagie cérébrale.

Pour les autres formes d'aliénation chez le vieillard, nous en avons trouvé la première mention dans l'observation de Brierre de Boismont que nous rapportons plus loin, et dans le travail de Prus (*Mémoires de l'Académie royale de médecine*). Nous avons consulté avec fruit : le Traité des maladies des vieillards de M. Durand-Fardel, les traités de *Pathologie mentale*, de Morel, de Marcé, qui, en 1860, s'est assez longuement étendu sur la folie sénile.

Marcé a écrit (*Traité des maladies mentales*, 1862, p. 396) :

« L'âge avancé des sujets facilite le développement de la démence, alors même qu'il n'existe aucune autre complication. J'ai vu guérir en deux mois un accès de mélancolie chez une dame de 75 ans ; mais ces faits sont rares, et pour peu que la maladie se prolonge, l'affaiblissement sénile, qui est une des lois de l'évolution de l'intelligence ne tarde pas à survenir et à lui imprimer le cachet de l'incurabilité. »

Griesinger a dit dans son traité des *Maladies mentales* (traduction française du docteur Doumic, Paris, 1865, page 174) :

« La démence sénile n'est pas la seule forme mentale que l'on observe dans un âge très-avancé. Esquirol a vu deux femmes — (citées plus loin) — être prises de manie et qui ont guéri.

Burows rapporte un cas de mélancolie suicide chez un individu âgé de 84 ans ; moi-même, j'ai vu dernièrement un cas de mélancolie récente chez une personne de 80 ans ».

Il faut citer encore les ouvrages de Moreau de Tours, de Dagonet, les leçons orales de M. le professeur Ball, les *Annales médico-psychologiques*, et les divers travaux de M. Legrand du Saulle et du professeur Lasègue. Nous devons dire aussi qu'un travail de Ville a paru en Allemagne (1873) sous le titre de : *Maladies mentales des vieillards*. Dans un ouvrage récent, M. Régis consacre aussi quelques lignes à cette étude.

Voici la marche que nous suivrons dans ce travail. Nous décrirons tout d'abord, la sénilité physiologique, la démence sénile ; nous passerons ensuite en revue les diverses formes d'aliénation mentale, que l'on observe chez les vieillards.

SÉNILITÉ — DÉMENCE

Sous le nom d'aliénation mentale, nous comprenons avec Pinel toutes les lésions de l'entendement.

Tous les âges ne sont pas exposés au développement des mêmes formes de la folie ; l'enfance est l'âge de l'idiotie et de l'imbécillité ; la vieillesse se rapproche de l'enfance en cela que les maladies aiguës y sont rares, tandis qu'elle présente souvent cette dégradation lente et graduelle de l'intelligence qu'on nomme démence, état si analogue par ses symptômes à l'idiotie, que Pinel ne les distinguait l'une de l'autre que par l'épithète de congénitale et d'acquise. Nous ne décrirons ici que la démence primitive, que la démence sénile, celle qui survient progressivement par les seuls progrès de l'âge, sans état vésanique antérieur. La vieillesse fait subir en effet à tous nos tissus des altérations générales, qui peuvent toutes se résumer en un mot : l'atrophie. Le cerveau n'échappe pas à cette atrophie générale. Ses cellules grosses et petites qui composent la couche corticale, la substance grise des circonvolutions cérébrales, sont le siège d'infiltrations pigmentaires, et d'incrustations calcaires ; d'où résulte un affaiblissement des principales fonctions de l'économie et particulièrement de l'intelligence. Aussi l'équilibre des facultés intellectuelles qui s'est surtout produit à la période de l'âge mûr commence-t-il à se rompre ; certaines d'entre elles subissent un affaiblissement notable — pour devenir bientôt insuffisantes, tandis que les autres par leurs excès se transforment en défaut. — C'est ce que M. Legrand du Saulle a décrit comme l'état physiologique du vieillard :

« Celui-ci est pénétrant, sagace, réfléchi et prudent comme il a été diversement éprouvé par les passions, les événements ou les chances de la fortune, il est mesuré dans son langage, sobre dans ses conjonctures, mûr dans ses jugements, il a du sang-froid, de la logique, de l'ordre et de l'esprit de suite. En revanche ses facultés intellectuelles les plus nobles sont empreintes de quelque langueur : san imagination est moins brillante, son esprit moins fécond.

Circonspect, craintif, méfiant, méticuleux, instruit par l'expérience, fortifié par les épreuves, éclairé par la connaissance des hommes et des choses, le vieillard ne sacrifie rien à la chimère, il a horreur de l'inconnu, pressent l'avenir avec quelque justesse — se hâte lentement et n'agit qu'à bon escient. — Indifférent, égoïste, il aime de moins en mois les autres, s'aimant chaque jour davantage. — Il se livre à des analyses rétrospectives comparant avec amertume l'éclat si brillant du passé avec la monotonie si terne du présent, et se passionne à propos de ce qu'il a vu, dit ou fait autrefois. »

Il y a donc une diminution notable de la mémoire, de l'imagination et des facultés affectives, tandis que le jugement ,fortifié par une longue expérience de la vie et gagnant en sûreté ce qu'il perd en souplesse, dirige mieux que par le passé la conduite et les affections du vieillard.

Les vieillards racontent fréquemment les mêmes histoires, insistent sur les mêmes détails, et en un mot ils rabâchent. Leur caractère est modifié, leur volonté est moins ferme; la parole est lente et embarrassée, l'écriture tremblée. Devenus plus faciles à gouverner, à dominer et à capter, quoique plus irritables, ils n'ont plus d'entrain, travaillent difficilement, et se fatiguent vite. Encore un pas de plus, le vieillard tombe en enfance; il est en démence.

La démence, dit Esquirol, prive l'homme de la faculté de percevoir convenablement les objets, d'en saisir les rapports, de les comparer, et d'en garder le souvenir complet, d'où résulte l'impossibilité de raisonner juste. Ceux qui sont en démence déraisonnent soit parce que les objets extérieurs font une impression trop faible sur eux, soit parce que les organes des sensations sont affaiblis, soit parce que les organes de transmission ont perdu de leur énergie, soit enfin, parce que le cerveau lui-même n'a pas assez de force pour recevoir et retenir l'impression qui lui est transmise. Dès lors les idées les plus disparates doivent se succéder indépendantes les unes des autres; elles se succèdent sans liaison et sans motif, les propos sont incohérents; ces malades répètent des mots, des phrases entières sans y attacher de sens précis; ils parlent comme ils raisonnent sans avoir la conscience de ce qu'ils disent. Il semble qu'ils aient des contes faits dans leur tête, qu'ils répètent en obéissant à une impulsion involontaire ou automatique, provoquée par des habitudes anciennes, ou excitée par des consonnances fortuites avec les objets, qui frappent actuellement leurs sens. Cependant toutes les facultés intellectuelles ne sombrent pas en même temps. Pendant que certaines sont abolies, d'autres persistent, peuvent même être surexcitées transitoirement et on observe alors la démence avec aliénation mentale, s'annonçant par l'invasion d'un délire maniaque ou mélancolique ; d'où la division de la démence en : démence simple et délirante.

Mais la faculté de beaucoup la plus atteinte est la mémoire : on observe en effet une amnésie progressive s'attaquant d'abord aux souvenirs les plus récents, et les moins adhérents, pour s'étendre ensuite à tous les faits acquis par le travail et l'expérience. Généralement le souvenir exact des moindres événements de la vie passée est conservé, et les plus récents s'évanouissent, comme s'ils ne trouvaient plus aucune place dans le réservoir de la pensée et plus aucun lien qui puisse les y fixer.

Le vieillard en démence perd une à une les notions de son identité, du temps, des lieux ; oublie les choses les plus simples de la vie, méconnait les personnes, parle seul, ricane inconsciemment ou sanglote sans cause. Il erre çà et là, s'égare dans la rue, ne retrouve plus sa maison et ne reconnait plus sa chambre. Interrogez-le, il vous répondra constamment les mêmes choses, sur le même ton, et vous fera quelques réponses courtes, enfantines, incohérentes, décousues, traduisant assez bien la dissociation de ses idées. Ils oublient à l'instant même ce qu'ils viennent de dire, ils cherchent les objets qu'ils ont en main. Ils demandent à dîner en sortant de table. Ils ne peuvent soutenir l'attention. Les idées sont rares, et disposées sans ordre et sans filiation. La volonté est très faible ; aussi les désirs ne durent-ils qu'un instant, car il suffit de susciter une autre idée pour leur faire perdre de vue celle qui déterminait le vouloir et provoquait le désir. Le spectacle du dément déjà si affaibli sous le rapport de l'intelligence ne l'est pas moins sous celui des sentiments et des instincts. Annoncez-leur la visite d'un parent autrefois aimé, d'un fils même, on ne verra pas la moindre satisfaction se peindre sur leur visage, pas le moindre éclair de joie traverser leurs yeux ahuris, et dissiper un moment l'indifférence qui les accable.

On observe chez quelques-uns une sensibilité exagérée par des causes légères, et une grande tendance au larmoiement. Ils sont ordinairement gloutons, très malpropres, et perdent tout sentiment des convenances. L'instinct de conservation et tout ce qui s'y rattache s'efface de plus en plus, on a pu voir un dément regarder avec indifférence les progrès d'un incendie qu'il venait d'allumer imprudemment, et ne pas chercher à s'y soustraire quoique le feu l'eût déjà atteint en plusieurs points de son corps. On a aussi remarqué que les déments n'éprouvent aucune émotion lorsque la mort frappe autour d'eux, même les personnes les plus chères.

On voit donc que les facultés instinctives et morales n'échappent pas à cette ruine générale. Le sentiment esthétique, les facultés affectives font place à l'indifférence la plus profonde.

Le sens moral étant aboli, les instincts vils et méchants peuvent se donner libre carrière, et souvent on observe le penchant au vol, des actes de méchanceté, le réveil de l'ardeur érotique amenant des attentats à la pudeur et le viol.

Nous avons supposé jusqu'ici l'obnubilation complète de l'imagination, mais il est des cas où elle n'est pas encore complètement éteinte, même à une période avancée de la maladie.

Elle peut être lésée d'une manière partielle et se montrer dans ces cas d'autant plus active que les facultés régulatrices de l'intelligence humaine : la perception, le jugement, l'attention, ont complètement disparu. Secondée par l'action automatique des centres sensoriels qui est également délivrée de toute règle, l'imagination crée alors des délires de formes variées (déjà signalés plus haut) qui se rattachent aux espèces psychopathiques connues, mais qui sont toujours empreints d'un caractère de faiblesse, d'incohérence et de sénilité incontestable. Il est rare d'ailleurs que ces formes délirantes se montrent à l'état de pureté, elles coexistent et se succèdent presque tojours, et jamais, nous le répétons, le délire des vieux déments, ne possède cette pureté de forme, cette liaison et cette cohérence que l'on observe chez les vésaniques. Pas plus que les paralytiques généraux les déments aliénés ne sont logiciens. C'est ce qui constitue d'ailleurs les deux formes de démence sénile que nous avons établies dès le début : la démence simple, et la démence compliquée d'aliénation mentale (Ball).

Les fonctions organiques sont encore florissantes, le dément n'est encore malade que par son cerveau ; il ne s'est pas trop amaigri, et présente même parfois un appétit vorace. Mais un peu plus tard c'est l'annihilation complète de toutes les facultés intellectuelles ; ce noble foyer de l'esprit humain, ne jette même plus les faibles lueurs que nous avons constatées jusque-là. Les sens eux-mêmes sont obnubilés et incapables de transmettre la moindre impression. C'est alors que tous les organes déjà atteints de la dégénérescence générale, reçoivent le contre-coup de l'épuisement de celui qui les commandait : leurs fonctions deviennent languissantes et irrégulières. L'appétit se perd et entraîne l'amaigrissement général, l'atrophie des muscles. Les instincts bons ou mauvais sont abolis, le dément ne pense plus à se nourrir, à se préserver du froid et du contact de ses excréments, dont l'expulsion n'est plus soumise à aucune règle. C'est la cachexie terminale, et il est rare qu'une hémorrhagie, le ramollissement ou une pneumonie souvent gangréneuse, ne viennent pas clore cette lugubre scène. Ou bien le malade succombe à des eschares qui se compliquent de méningite spinale ou de septicémie. Le pronostic est donc pour ainsi dire fatal et la durée de la maladie évolue entre un et quatre ans.

Telle est la forme d'aliénation mentale qu'on rencontre le plus souvent chez les vieillards. Et s'il en est ainsi, c'est que le vieillard a le système nerveux presque toujours affaibli dans son fonctionnement et par conséquent peu susceptible de réagir, même lorsqu'il y est excité par les impressions morales pénibles, et par toutes les causes qui chez un adulte produiraient : soit la manie, soit la mélancolie.

MANIE

La manie est le type de la folie générale avec excitation ; c'est une exagération fonctionnelle, une exacerbation maladive des fonctions cérébrales. Elle se caractérise par une exaltation continuelle, par la rapidité avec laquelle la maladie éclate et atteint d'emblée le plus haut degré d'agitation — par la persistance de cette agitation, et sa terminaison également rapide, soit par la guérison, soit par le passage à l'état chronique. L'agitation, le trouble général, l'incohérence existent à la fois dans toutes les fonctions cérébrales. Les facultés de sentir les impressions extérieures, d'évoquer les sensations anciennes, d'associer les idées, de réagir par les manifestations de la volonté, sont toutes exaltées ; toutes fonctionnent à la fois, sans règle, sans méthode et sans subordination.

La face est tantôt rouge, vultueuse, tantôt pâle et anémique ; mais toujours les traits sont mobiles, désordonnés, grimaçants. Les yeux reflètent l'exaltation et la rapide succession des pensées. Le corps tout entier participe à cet état de violente agitation, les membres sont perpétuellement en mouvement, les malades sont poussés par une force instinctive et irrésistible à porter partout le désordre, à frapper, à tout briser autour d'eux. Leur force, en ce moment, est considérablement augmentée. Ils parlent sans cesse, avec une véhémence et une volubilité extrêmes; et ce qu'ils disent est aussi déraisonnable et aussi violent que ce qu'ils font. Leurs propos sont grossiers, tumultueux, souvent obscènes et paraissent absolument décousus et sans liaison. On observe des hallucinations qui affectent les différents sens, et surtout l'ouïe et la vue. C'est en grande partie à ces sensations imaginaires, que l'on doit attribuer les actes de violence commis par beaucoup de malades. C'est à la suite d'injures, de menaces qu'ils ont entendues, ou d'ordres impératifs qui leur ont été donnés, qu'ils frappent, croyant se défendre, se venger ou obéir.

Le sommeil fait presque toujours défaut, et l'agitation persiste pendant la nuit. Certains maniaques mangent avec une grande avidité, et ont un appétit pour ainsi dire insatiable; plus rarement ils repoussent momentanément les aliments qu'on leur offre. L'instinct génésique est presque toujours exalté. Cette exaltation se traduit par des propos obscènes, par des actes de libertinage, par des pratiques de masturbation parfois effrénées. Elle paraît encore plus fréquente et plus excessive chez la femme que chez l'homme. On observe aussi de l'insensibilité générale, et la perte d'impressionnabilité au chaud, au froid, à la faim et à la soif.

L'accès dure quelques semaines, quelques mois, et la maladie cesse définitivement dans les deux tiers des cas, (surtout lorsque le sujet est jeune), ou bien reparaît pour passer à l'état chronique. La manie chronique prend alors le nom de folie circulaire, de folie à double forme; c'est-à dire qu'elle présente des alternatives de calme relatif et d'exacerbations. Elle finit par aboutir à la démence; mais celle-ci conserve habituellement un certain cachet d'excitabilité avec retours plus ou moins espacés de véritable agitation. C'est certainement la forme de folie la plus rare chez le vieillard. Néanmoins les observations suivantes en sont un type très net.

Ire Observation de manie

Recueillie dans le service de M. le docteur Ritti, médecin en chef à la maison nationale de Charenton. Service de M. le docteur Ritti.

« Madame A... 64 ans, mariée, mère, de famille a passé sa vie dans les fermes. Elle ne possède aucune instruction, ne sait ni lire ni écrire ; mais était considérée comme une femme intelligente, gérant bien ses affaires. Elle a un caractère doux, elle aime bien ses enfants et a toujours mené une vie régulière. Pas de maladie grave antérieure. Si l'on interroge les ascendants, on ne trouve pas de causes héréditaires. Ses fils se portent bien et il n'y a dans sa famille aucune trace d'affection nerveuse ou mentale.

La maladie pour laquelle on l'a conduite à Charenton aurait débuté il y a deux mois. Les causes sont des revers de fortune (perte d'un procès), et des impressions morales vives (vue de l'arrestation de son beau-frère).

Le début a été caractérisé par un état mélancolique, bientôt entrecoupé par des alternatives d'agitation. La malade a eu en premier lieu, des idées fixes qui paraissaient d'abord associées dans un ordre logique, mais qui sont rapidement devenues incohérentes. Elle parlait constamment de la guerre, et prétendait qu'on lui faisait manger des crapauds. Ces idées revenaient très souvent dans sa conversation. Sa mémoire était à ce moment plus vive que dans l'état habituel.

Peu à peu son délire a augmenté : elle a crié et parlé constamment d'une façon incohérente et déréglée. Elle avait des illusions de la vue, confondait les personnes, mais non les sexes, prenant des étrangers pour des parents ou des amis. Elle reconnaissait très bien cependant les gens de sa famille pour qui elle conservait toujours son affection. Quelques jours avant son entrée, elle passait ses jours et ses nuits à chanter et à danser. Son appareil digestif fonctionnait assez mal; elle mangeait peu, avait de la dyspepsie et de la constipation.

État actuel. — 10 août 1885. — La malade est tellement agitée qu'on doit immédiatement la maintenir à l'aide de la camisole de force. Elle répond par des grimaces aux questions qu'on lui pose, a les traits amaigris, altérés, les yeux brillants. La circulation et la respiration ne présentent rien d'anormal. Le pouls n'est pas accéléré, et la température est normale.

Le 20. — Même agitation, loquacité intarissable, chants désordonnés. Si on la détache, elle frappe tout le monde. Elle se refuse à prendre la nourriture, et crache sur les aliments qu'on lui présente. On la nourrit à l'aide de la sonde œsophagienne. Malgré les purgatifs répétés, sa constipation persiste, son sommeil est nul.

Elle manifeste des idées érotiques, exhibe ses parties génitales, a des intempérances de langage. Elle commet toujours des erreurs de personnes, et prend les fonctionnaires de la maison pour ses enfants.

Ses idées sont essentiellement mobiles. Son attention ne peut être fixée.

Le 1er septembre. — Même agitation, même loquacité, même incohérence. Elle a manifesté des idées de grandeur : elle prétend qu'elle est très riche, et qu'elle est vicomtesse. Elle consent de temps en temps à prendre une tasse de lait. On lui donne du chloral, et elle dort quelques heures.

Ses fils sont venus la voir. Elle a paru heureuse de leur visite. Mais ils n'ont pu fixer assez son attention pour causer avec elle.

1er octobre. — L'agitation persiste. La malade est très amaigrie. Cependant elle mange un peu mieux, dort trois ou quatre heures par nuit. Les idées sont toujours fugaces et incohérentes. En somme peu d'amélioration.

Il est regrettable que l'observation ne soit pas complète. La malade a été en effet transférée à Sainte-Anne.

Observation de Madame M...

Atteinte de manie aiguë, entrée le 15 mai 1884. Recueillie dans le service de M. le Dr Ritti.

Madame M..., âgée de 76 ans, a eu une vie très régulière. Elle a passé plus de 50 ans avec son mari dans un bonheur parfait.

Elle n'a jamais eu de maladie grave antérieure. Sa menstruation a été régulière jusqu'à l'âge de 45 ans. Élevée dans sa famille, elle a reçu une instruction élémentaire. Elle a un caractère doux et aimable. Elle a eu deux enfants pour qui elle avait la plus grande affection. L'hérédité est muette sur les ascendants. Mais elle a eu deux frères qui sont morts aliénés. La maladie qui a nécessité son entrée remonte à trois semaines. Si l'on cherche les causes, on ne trouve que des chagrins causés par la perte de ses deux enfants, notamment d'une fille que la malade aimait beaucoup, et qui est morte inopinément.

Le début a été caractérisé par un état de tristesse et un changement subit de caractère qui ont bientôt fait place à une grande excitation. La malade était très agitée, disait des paroles grossières, et se livrait à des actes absolument inconséquents.

Si l'on en croit les personnes qui l'ont observée à ce moment, elle avait même des hallucinations. Elle voyait des personnes absentes, des parents qu'elle avait connus autrefois, entendait des voix, et sentait des odeurs repoussantes.

Sa mémoire et ses affections étaient conservées. Rien n'était changé dans ses fonctions, sauf le refus de manger qu'elle manifestait de temps en temps, sans donner de motif à ses refus.

Etat actuel. — 16 mai. — La malade est très agitée, on doit la camisoler. Elle répond à peine aux questions qu'on lui pose, dit des paroles incohérentes, rit sans motif.

Le pouls n'est pas accéléré, la température est normale.

1er juin. — L'agitation continue. Le malade rit ou parle sans cesse. Si on la détache, elle bouscule les personnes du service, est très dangereuse pour elle-même. Son appétit est nul. Elle a refusé pendant huit jours toute nourriture. On a dû la nourrir à l'aide de la sonde œsophagienne. Elle dort à peine deux heures par nuit.

1er août. — Pas de rémittence dans l'agitation, même loquacité; on a constaté chez la malade des idées de grandeur, mais elles ne persistent pas. Elles ne durent dans l'esprit de la malade que le temps qu'elle met à les exprimer. Elle reconnaît très bien les gens de sa famille qui viennent la voir, manifeste son plaisir de recevoir leur visite, mais répond à leurs questions par des propos incohérents. La mémoire est conservée. Habituellement elle mange bien, mais de temps en temps elle refuse les aliments. Quelquefois elle passe la nuit dans une grande agitation. Le plus souvent elle dort six ou sept heures sans s'éveiller.

1er novembre. — Sauf une bronchite qui a guéri en quelques jours, la santé physique n'a présenté aucun changement anormal. L'état mental n'est pas modifié. L'agitation persiste. La malade a un peu maigri. Il y a à signaler quelques idées érotiques.

10 décembre. — Même état, même agitation, même loquacité. La malade doit toujours être maintenue à l'aide de la camisole. La malade est encore en observation à la maison Nationale.

Observation

Recueillie dans le service de M. le Dr Christian.

L'.. Né le 16 août 1803.

Entré le 18 septembre 1883. Mort le 26 octobre 1883 de pneumonie.

Antécédents. — Avait eu plusieurs accès de délire pour lesquels il avait fait des séjours dans une maison de santé.

Etat actuel. — Amaigri. Appétit excellent. Sommeil agité. Excitation maniaque. Le malade présente des idées de grandeurs : il vante ses collections. A son dire il possède des tableaux et des armures d'une valeur énorme. Il a un voile de la Sainte-Vierge qu'il cèderait pour un million au musée du Louvre ; à propos de toutes les merveilles qui sont en sa possession il entre dans des détails confus et interminables. Il est fier de sa vigueur et court dans le préau pour montrer son agilité. Il chante et déclame tour à tour.

A côté des idées de grandeur il existe un délire de tout autre nature. L. prétend que son fils l'a volé, dépouillé, qu'il s'est emparé de la clef de son coffre-fort, qu'il veut le faire mourir de faim, et qu'il a même essayé de le tuer. Il le fera arrêter, conduire à Mazas, etc., et à ces mots il pleure à chaudes larmes.

Cette agitation se prolonge pendant plusieurs semaines sans modification. Vers le 24 octobre elle fait place à une prostration subite et complète. Le malade est triste, ne parle pas, se dit perdu.

On constate l'existence d'une pneumonie du côté droit, pour laquelle L. est placé à l'infirmerie et soumis à un traitement approprié. Le 26 il expire subitement. L'autopsie ne fut pas autorisée par la famille.

Chez ce malade, malgré son grand âge, il n'y avait aucun signe de *démence*. Il n'avait pas perdu la mémoire ; il conservait la suite des idées : il était seulement en proie à un accès de délire, semblable sans doute à ceux qu'il avait présentés dans son existence antérieure.

MÉLANCOLIE

Sous le nom de mélancolie, de lypémanie, de monomanie, on désigne le genre de folie, essentiellement caractérisé par l'abattement, la crainte, la tristesse. La lésion intellectuelle est générale ou partielle, d'où : la lypémanie générale et la lypémanie partielle. L'affection s'annonce par une sensibilité excessive aux impressions pénibles, une disposition générale à souffrir de tout, une véritable hyperesthésie morale. Bientôt la dépression augmente : l'ennui, la tristesse, le désespoir, et même les idées de suicide, deviennent l'objet principal ou exclusif sur lequel est concentrée toute l'attention des malades. Le sommeil fait défaut, les fonctions de nutrition et de sécrétion sont ralenties. Rarement la lypémanie est simple, habituellement elle s'accompagne d'un véritable délire intellectuel. Le malade, plongé dans un continuel désespoir, se figure avoir commis des fautes, ou même des crimes ; que tout le monde est au courant de ses actions qui jettent le déshonneur sur sa famille. Il se figure qu'on va le voler, ou qu'il est ruiné ; qu'il n'a plus de quoi subvenir à son entretien ; ou bien il est en proie à des idées exclusivement religieuses et mystiques. Néanmoins tous les propos, tous les actes ne sont pas déraisonnables, mais ils sont empreints d'une tristesse générale. La dépression et le découragement sont souvent plus marqués au réveil des malades. Les uns restent affaissés sans proférer de plaintes ; beaucoup d'autres au contraire, sont plus expansifs, ils font part à tout le monde de leurs chagrins, de leurs douleurs qu'ils expriment par des paroles entrecoupées de soupirs et de pleurs ; c'est la mélancolie anxieuse.

Dans toutes les formes de lypémanie le trouble des sensations joue un grand rôle ; les illusions, les hallucinations sont presque constantes. Elles portent sur le sens génital, sur le sens de l'ouïe principalement, sur le goût ; beaucoup de malades se figurent que leurs aliments sont malsains ou empoisonnés. D'autres prétendent qu'ils n'ont pas de bras, pas de jambes ; que leur ventre ou leur tête se vident. Suivant la forme du délire on aura donc des formes diverses de lypémanie : hypochondrie, hallucinations avec idées de persécution, avec idées de suicide, érotomanie, kleptomanie, dypsomanie, pyromanie, en un mot toutes les variétés de folie qu'Esquirol avait rangées dans la classe des monomanies. Les vieillards sont souvents atteints de cette forme d'aliénation mentale, et surtout de la folie érotique ou érotomanie.

Observation de mélancolie anxieuse

Recueillie dans le service de M. le Docteur Ritti.

Mme F..., âgée de 74 ans, entre à la maison de Charenton dans le service de M. le Dr Ritti, le 23 décembre 1882. La malade n'a pas eu d'accès de folie antérieure. A son entrée à la maison Nationale, elle présente tous les symptômes de la mélancolie anxieuse. Elle se croit ruinée, elle est la cause des malheurs qui sont tombés sur sa famille ; elle se plaint sans cesse, se promène en gémissant. Lorsque ses enfants viennent la voir, elle est convaincue que c'est pour la dernière fois, qu'on les a arrêtés, à cause d'elle, qu'on va les tuer ; elle entend le bruit de la guillotine. Elle est dans un état continuel de terreur.

Mme F... est très amaigrie, elle mange très peu. Elle demande à mourir et à un moment donné, elle refuse toute nourriture. Quoique nourrie à l'aide de la sonde œsophagienne, l'amaigrissement augmente. La malade s'affaiblit de plus en plus, et elle meurt dans le marasme le plus complet six mois après son entrée le 23 juin 1883.

Observation

Recueillie dans le service de M. le Docteur Christian.

M. B..., né le 12 décembre 1803, entre le 26 mars 1882, aveugle.

Quinze jours avant son admission, le malade a essayé de se suicider en se coupant le cou avec un rasoir. Au moment de son entrée, il porte à la partie antérieure du cou une plaie par instrument tranchant, plaie irrégulière, tailladée, n'intéressant que la peau.

A l'examen, on le trouve atteint de délire triste. Il se dit perdu, abandonné. On lui a pris tout ce qu'il avait, on ne cherche qu'à se débarrasser de lui, etc., il se lamente toute la journée.

Bientôt cependant il se calme. Après un mois de séjour à l'hôpital, sa famille vient le retirer entièrement guéri de son accès de lypémanie.

OBSERVATION

Rapportée par Brière de Boismont dans les Mémoires de l'Académie royale de Médecine. — Lypémanie avec tendance au suicide. — Mort. — Autopsie.

Le 4 février 1839, on conduisit dans mon établissement Mme B..., âgée de 66 ans, d'un embonpoint marqué, toujours bien portante jusque là. Il y a six semaines, sans cause connue, elle devint triste, morose, se tourmentant de tout. Elle ne se croyait pas vêtue, ne savait où aller, se refusant par moments de prendre de la nourriture, et marchait toute la journée. On attribua ces dérangements au regret d'avoir quitté le pays où elle avait passé sa vie entière, quoiqu'elle affirmât que cela ne lui avait rien fait.

Lorsque je vis cette dame, je la trouvai incertaine, irrésolue; elle ne savait que faire, ni comment se diriger et se soutenir ; ses mains erraient sans cesse; elle paraissait toujours chercher quelque chose autour d'elle. L'interrogeait-on, elle répondait sans suite. Sa figure était triste; elle levait continuellement les yeux au ciel ; un sentiment de crainte la dominait. La nuit fut silencieuse.

Le 5 au matin, elle répondit une seule fois aux questions réitérées qu'on lui posait, qu'elle voulait se laisser mourir de faim. Elle avait refusé toute nourriture depuis deux jours. Le soir, on eut beaucoup de peine à la faire coucher ; elle se débattait tellement qu'on fut obligé de l'attacher. Le refus des boissons devint très prononcé. L'insomnie devint continuelle, les gémissements ne cessaient point.

Le 7. — Agitation, cris. La malade refuse toujours de boire. Le soir, elle est bien plus calme ; la nuit est tranquille. L'agitation recommence vers les quatre heures.

Le 9. — Les dents et les lèvres deviennent fuligineuses ; la langue se sèche, le pouls a de la fréquence.

Le 10. — La difficulté à avaler est plus grande. La malade urine dans son lit.

Le 11. — Même état. On lui passe un séton à la nuque. Aussitôt après l'opération, elle prononce les paroles suivantes : « Le roi, le gouvernemen, Paris, la Seine, sont tous noyés ; » puis elle retombe dans sa taciturnité ordinaire. Les muscles du pharynx sont contractés, toute boisson est rejetée. Introduction de liquide par la sonde œsophagienne, passée difficilement.

Le 14. — Lorsqu'on s'approche de madame B..., elle roule les yeux d'une manière effrayante ; elle refuse de boire jusqu'au dernier moment. Fréquemment elle fait entendre des gémissements; cependan- elle reconnaît ses parents. Mort vers les 11 heures du soir. L'autopt sie ne révèle aucune lésion appréciable.

Brierre de Boismont fait à ce sujet les réflexions suivantes : lorsque l'aliénation mentale éclate à une période avancée de la vie, et qu'elle a une forme aiguë, sa terminaison est souvent funeste. La nostalgie paraît ici avoir été le point de départ de l'affection ; il est en effet d'observation que les idées ont d'autant plus de force sur l'individu qu'elles sont plus limitées. C'est un fait que les paysans, et parmi ceux-ci les montagnards, sont fréquemment atteints de nostalgie. Il en est de même des sauvages transplantés dans nos villes.

Observation

De M. Sizaret, médecin en chef de l'asile de Maréville, rapportée par M. Planat dans les *Annales médico-psychologiques* pour l'année 1884.

Femme de 66 ans entrée à l'asile le 13 novembre 1879. Antécédents : pas d'hérédité ; santé généralement bonne, si ce n'est qu'elle a été affectée pendant longtemps d'otorrhée scrofuleuse. Ménopause depuis 1868. Disparition de l'otorrhée en 1876, laissant une surdité assez prononcée, qui paraît avoir été amendée à la suite d'érysipèles successifs de la face.

Son entourage a remarqué à ce moment un changement dans l'état de la malade. Vers la fin de juin 1879, se sont manifestées des idées de persécution qui ont occasionné plusieurs altercations entre elle et son fils. A la suite de l'une d'elles, elle est devenue franchement lypémaniaque. Tentatives de suicide. Refus de médicaments.

Entrée le 13 novembre 1879. Réponses de la malade lentes, tardives, souvent insignifiantes. Elle est plongée dans un état de semi stupeur, et s'écrie de temps en temps : mon Dieu ! que vais-je devenir. La volonté est notablement affaiblie. Docilité enfantine.

Pendant les années de 1880 et 1881, on constate toujours la même lypémanie avec idée de suicide, craintes multiples absurdes, sentiment de culpabilité. La malade doute de tout, est persuadée que rien n'existe plus, que les autres personnes ne sont que des ombres. Elle a quelquefois aussi des hallucinations de l'ouïe : elle entend tout le monde l'appeler voleuse. Elle est indifférente à tout ce qui se passe autour d'elle, et ne demande qu'une chose, c'est qu'on lui donne à manger, et qu'on ne lui fasse pas de mal.

DÉLIRE DES PERSÉCUTIONS

Les persécutés entrent, comme nous l'avons déjà dit, dans la grande classe des lypémaniaques. Chez eux, les hallucinations sont le phénomène initial, essentiel de l'affection, et sans elles la folie n'existerait pas. Le délire n'apparaît qu'à la suite des fausses sensations, et par un enchaînement logique, elles donnent lieu à des conceptions et à des déterminations également maladives. En dehors du domaine de leurs fausses sensations et de leur délire, ils paraissent complétement sensés et raisonnables. Les hallucinations portent surtout sur l'ouïe : les malades entendent des voix qui les injurient, qui les accusent. Les hallucinations de la vue, si fréquentes dans l'intoxication alcoolique, sont très rares dans le délire systématisé ; mais les illusions de ce sens sont au contraire très fréquentes. Le goût, l'odorat, donnent aussi de fausses sensations ; les malades sentent tout à coup des odeurs de soufre, de phosphore, ou bien leurs aliments sont empoisonnés, contiennent de l'arsenic, du vitriol.

L'homme persécuté se croit la victime de menées souterraines, de machinations hostiles ; on lui en veut, on le poursuit, on cherche à lui nuire, on va lui faire du mal. Tantôt il n'exhale aucune plainte précise, n'articule aucun grief positif, ne formule aucune accusation saisissable ; mais il se déclare tourmenté de mille manières différentes. Tantôt il énumère les piéges qui sont tendus à sa bonne foi, les tortures morales qui l'accablent sans cesse, et s'en va requérir l'assistance de la police ou de toute autre personne influente. Repoussé, éconduit par ceux qu'il considérait comme ses protecteurs naturels, en qui il avait mis son dernier espoir, il se croit autorisé dès lors à prendre sa vengeance en main. Ou bien il fuit ses persécuteurs, il change fréquemment de domicile, s'expatrie, traverse les mers et imagine en un mot les moyens les plus bizares pour se soustraire à l'acharnement de ses ennemis. Dans cette forme, toutefois, il ne désigne, il ne soupçonne personne. Lorsque le délire s'organise et se systématise, le malade entend des voix qui l'insultent ou l'accusent, qui lui dénoncent les manœuvres de ses ennemis, qui l'avertissent du danger qu'il court, ou qui lui commandent d'échapper par le suicide aux complots dirigés contre sa personne.

Les illusions de la vue lui font interpréter dans le sens de ses idées délirantes, les circonstances les plus insignifiantes : le rire d'un passant le couvre de ridicule, les paroles proférées à distance ouvrent à son imagination égarée tout un horizon de machinations et de trahisons. Le tonnerre, les cloches, le vent, le chant des oiseaux, sont autant d'ennemis acharnés à sa perte. Il se dit exposé aux maléfices de puissances occultes qu'il désigne sous le nom de physique, d'électricité. — Il s'isole absolument, et se met aux aguets, épie et commente les actes, les paroles et les gestes de ceux qui l'approchent. Ce sont autant d'actes hostiles qu'il emmagasine silencieusement, avec la secrète préméditation d'une terrible représaille.

Observation

Recueillie dans le *Traité du délire des persécutions* de M. Legrand du Saulle

L... âgé de 68 ans, ancien cuisinier entré à Bicêtre le 12 avril 1867. — Il déclare qu'il est enfant naturel, et sans famille. — Depuis longtemps il passait dans le département de Seine-et-Marne pour un homme inquiet, bizarre, irascible et méchant. Il avait toujours peur d'être volé ou empoisonné ; il voyait des ennemis partout, se croyait traqué par la police et les gendarmes, prenait les passants pour des espions. Il changeait de logement à chaque instant, ne touchait jamais aux aliments, sans que d'autres en eussent mangé avant lui, se barricadait dans sa chambre, et ne s'endormait d'ordinaire qu'après avoir placé sous son oreiller un grand couteau de cuisine.

L... était très lié avec le sieur M... maître d'hôtel à Melun. — Un matin qu'il causait amicalement avec lui, on entendit des appels au secours, et M... tomba assassiné. — On accourut, et on vit L... qui armé d'un grand couteau essayait en vain de se couper la gorge. — Il avoua qu'il était l'auteur du crime, déclara que sa victime était un misérable, et que son hôtel était devenu le rendez-vous de ses ennemis et de toute la clique. — Du reste son ami l'avait trahi comme tous les autres : il avait voulu l'empoisonner comme tous les autres. Il s'en était vengé, mais son action méritait une punition, attendu qu'il n'avait pas le droit de se faire justice lui-même. Dans l'asile, le malade se montra triste, abattu, indifférent, apathique, regretant à peine l'atrocité de son crime. Il est toujours seul, ne parle à personne ; il se plaint et se lamente toujours accusant les infirmiers d'injustice. — Il se croit en butte à des vexations, a le plus mauvais lit de la division et veut qu'on le change de cellule ou de quartier. A quelque temps de là, le malade est trouvé pendu dans sa cellule.

Hâtons-nous d'ajouter, cependant, que très rarement le

délire se systématise à ce point ; on observe bien plutôt des idées de persécution que le véritable délire coordonné. Le vieillard est toujours en proie à des terreurs vaines et sans fondement : entend-il du bruit dans la maison, il croit, comme le savetier de Lafontaine, que ce sont des voleurs qui s'approchent, des assassins qui le guettent. Aussi ne se couche-t-il jamais sans barricader portes et fenêtres, sans inspecter sa chambre et sans visiter minutieusement les armoires et les moindres recoins. Mais c'est surtout au-dessous de son lit que se cachent ses ennemis ; il y regarde avec terreur, croyant à chaque instant voir surgir un assassin. Il promène sa bougie dans les moindres rainures ; et peut allumer ainsi des incendies dont il est souvent la victime. Il place de tous côtés des sonnettes d'alarme qui doivent l'éveiller à la moindre invasion, et s'entoure de tout un arsenal d'armes, comme s'il devait subir un assaut. Il enfouit ses richesses dans des cachettes impossibles dont il perd le souvenir, ce qui vient donner une apparence de réalité à ses idées de persécution. Il se méfie de tout le monde, et ses parents, ses fils eux-mêmes, sont quelquefois autant d'ennemis acharnés à sa ruine. C'est ce qui explique pourquoi, en matière de testaments, les héritiers naturels sont si souvent frustrés dans leurs intérêts au profit de gens sans aveu, indignes de ces bienfaits inattendus.

Enfin, de guerre lasse, ne pouvant parvenir à se délivrer, le malade met fin à une existence qui lui paraît insupportable — bien différent en cela des véritables persécutés, qui tentent au moins de se débarrasser de leurs ennemis. — Presque toujours, en effet, les idées de persécution conduisent le vieillard au suicide, soit que son imagination n'ait pu lui désigner son véritable ennemi, soit que ses forces soient réellement insuffisantes.

KLEPTOMANIE. — FOLIE HOMICIDE.

Il y a parmi les monomaniaques des individus dont les sentiments affectifs semblent seuls lésés. Les uns sont poussés au vol d'une manière irrésistible ; les journaux sont pleins de ces soi-disant scandales. C'est un monsieur riche à millions qui s'est laissé entraîner à voler un objet sans valeur à l'étalage d'un magasin. D'autres, plus pervertis encore, complotent la ruine de leurs voisins, de leurs amis, ils allument des incendies, ou bien, sans le moindre motif, ils sont irrésistiblement portés à tuer leurs semblables. C'est ce qu'on appelle la folie homicide. Les infortunés ont la conscience de leur état, ils déplorent leur situation et avertissent de se garer de leur fureur ou de les mettre hors d'état de nuire.

EROTOMANIE

Plus souvent chez les vieillards, la perversion porte sur le sens génital, sur les idées amoureuses. Celles-ci sont fixes et dominantes comme le sont les idées religieuses dans la démonomanie ou dans la lypémanie religieuse. Cet état s'appelle l'érotomanie, qui diffère essentiellement de la nymphomanie et du satyriasis. Dans celles-ci le mal naît des organes génitaux dont l'irritation réagit sur le cerveau ; dans l'érotomanie l'amour est dans la tête. Les yeux sont vifs, animés, le regard passionné, les propos tendres, les actions expansives; mais les érotomanes ne sortent jamais des bornes de la décence. Ils voient l'objet de leur amour ceint d'une auréole de perfection ; aussi lui vouent-ils un culte pur et le plus souvent secret ; ils en parlent toujours et y rêvent la nuit. Ils abandonnent leurs parents, leurs amis, dédaignent la fortune, méprisent les convenances sociales pour se rapprocher de leur idéal.

Observation I (Prise dans Esquirol)

Une dame de 80 ans, qui dans sa jeunesse avait vécu dans les illusions du grand monde, réduite à une fortune médiocre, vivait à la campagne, et jouissait d'une santé excellente malgré son grand âge. A la suite des événements de 1830, cette dame est prise d'amour pour un jeune homme qui a joué un grand rôle à cette époque. Elle se croit aimée, assure que la menstruation s'est rétablie chez elle, fait grande toilette, attend son amant au rendez-vous, et fait préparer des aliments, qu'elle porte elle-même dans les champs, persuadée que l'objet de son amour viendra les prendre avec elle. — Elle l'entend qui lui parle, cause avec lui, le voit, le cherche partout, etc. etc. — Après quelques mois le cerveau de cette malade s'est progressivement affaibli ; un an après l'invasion du délire, elle est dans la démence, elle parle seule et à voix basse, elle prononce souvent le nom de l'objet de son délire.

Observation II (Prise dans Esquirol).

Madame de L... 64 ans, d'un tempérament nervoso-sanguin, d'une imagination très vive, élevée dans les principes philosophiques, ayant un goût décidé pour la lecture des ouvrages de médecine et des romans, jouissait d'une bonne santé, quoique très-nerveuse et très impressionnable. Réduite presque à la misère par la révolution qui fit périr son mari sur l'échafaud, elle fut contrainte de former un établissement, pour compléter ses moyens d'existence, et faire vivre son fils, qui ne savait faire que de méchants vers. Cette dame reçoit dans sa maison un étudiant en médecine, âgé de 23 ans. Elle est d'abord bienveillante pour ce jeune homme, mais bientôt, elle lui prodigue mille soins, elle a des prévenances exagérées. Plus tard, ses démarches, son langage, son agitation, ses impatiences, sa gaîté, sa tristesse, ses larmes, ses plaintes inconsidérées, ses dépenses ridicules, trahissent le désordre moral de cette dame. Ce jeune homme est sans cesse le sujet de ses éloges qu'il mérite fort peu du reste ; elle s'occupe de son avenir, de ses succès, de ses contre-temps, plus que de ses propres affaires. Les contrariétés, les motifs évidents de jalousie, l'indifférence du jeune étudiant, qui se soucie fort peu de cet amour suranné, les avertissements, les conseils d'amis dévoués, les railleries de son entourage, rien ne peut ramener sa raison égarée. Mais elle ne dort plus, mange à peine et dépérit. Jamais, du reste, elle n'eut la pensée de chercher le bonheur dans les plaisirs des sens. L'étudiant part de cette maison, mais elle n'est pas désabusée, elle aime encore — reste plusieurs mois très triste. Enfin, elle tombe dans la misère la plus complète, et meurt 8 ans après d'un cancer à l'utérus.

Cette observation offre ceci de remarquable que Mme de L... à l'âge de 64 ans, lorsque cette affection érotique éclata, fut menstruée régulièrement et abondamment pendant deux ans, et que les menstrues cessèrent après le chagrin causé par le départ de l'étudiant.

Dans ces deux observations, la folie érotique n'a porté que sur l'imagination, et il n'y a eu aucune excitation du côté des organes génitaux. Il n'en est plus de même dans la suivante rapportée par Brierre de Boismont.

Observation (Annales médico-psychologiques).

Un avoué de 70 ans, très-estimé pour sa probité et ses talents, avait plusieurs de ces défauts, auxquels obéit trop souvent notre nature physique. Quoique marié à une femme aimable, beaucoup plus jeune que lui, il avait chaque soir l'habitude d'en voir une autre. Les bras de Vénus ne s'ouvrent pas impunément à une pareille époque de la vie; il fut subitement atteint d'une grande prostration des forces, d'étourdissements, de perte de mémoire, d'indifférence pour les affaires de la vie, et de tous les symptômes qui annoncent une démence prochaine. Sa perte de mémoire était de la nature suivante : il faisait constamment usage de mots qui ne s'appliquaient en aucune façon aux objets qu'il demandait. C'était une confusion continuelle de mots.

Dans cette classe, nous devons ranger les exhibitionnistes si bien étudiés par le professeur Lasègue, dont le délire particulier s'observe très souvent à un âge avancé. Nous rapportons plusieurs cas observés par lui.

Observation I

Un employé supérieur d'une administration âgé de 60 ans, veuf et père de famille, fut accusé de se poster près de sa fenêtre et d'y faire l'exhibition de ses organes génitaux, devant une petite fille de 8 à 10 ans, qui demeurait en face de lui. Cette pratique avait lieu tous les matins entre dix et onze heures. Elle s'était répétée pendant une quinzaine de jours, puis avait cessé pendant plusieurs mois, pour se reproduire dans des conditions identiques. Je connaissais personnellement l'inculpé, j'allai le voir, et lui demandai confidentiellement, des renseignements qu'il ne refusa pas. Il avouait tout, reconnaissait l'énormité et l'absurdité de sa faute, sans savoir, disait-il, comment s'en défendre. L'incitation instinctive était intermittente, mais dès qu'elle se produisait, il la sentait invincible.

Sa conduite connue non plus par une enquête de police, mais par les relations de ses amis échappait à tout soupçon. Averti à temps il se décida à passer en Belgique avant l'instruction judiciaire.

J'ai appris qu'il était mort un an après à la suite d'accidents cérébraux.

Observation II.

Un officier supérieur en retraite, âgé de 65 ans, est sous le coup d'une prévention d'outrage public à la pudeur, dans les conditions suivantes. Tous les deux jours (bizarre intermittence), il va se placer devant la grille d'une maison où habitent des jeunes filles, dans la localité où lui-même a sa résidence. Là il découvre ses organes génitaux; puis après quelques minutes reboutonne son pantalon et continue sa promenade périodique. Détail non moins curieux, il dépose sa canne toujours au même endroit, avant de se mettre en posture. L'inculpé jouit en apparence de la plénitude de sa raison, il répond pertinemment aux questions, nie sans insistance en faisant valoir, moins la non existence que l'improbabilité du délit. Cet homme d'une intelligence élevée, d'habitudes correctes, avait perdu sa femme il y a un an; depuis lors il était sujet à des accès vertigineux, avec confusion intellectuelle et parfois même subdélire. Il errait dans son jardin pendant les crises, prononçant des phrases sans suite; rentrait dans son appartement, et s'endormait dans son fauteuil. Il ne conservait qu'une vague notion de ces accidents qu'il aurait pu invoquer pour sa défense. De plus, affaiblissement de la mémoire, lecture pénible et sans intérêt. Une attaque était survenue en nombreuse compagnie avant de se mettre à table. Aurune suite ne fut donnée à l'affaire, et le malade est mort depuis hémiplégique chez un de ses parents qui l'avait recueilli pour éviter de nouvelles aventures.

Observation III

Un homme de 63 ans, de mœurs pacifiques, vivant avec une sœur plus âgée que lui dans les conditions les plus modestes et les plus dignes d'intérêt, est arrêté un soir faisant l'exhibition de ses organes génitaux, dans une rue isolée de son quartier, et devant de rares passants — Il est condamné à deux mois de prison — Un an plus tard nouvelle arrestation, à la même heure, 9 heures du soir, en plein été, à l'entrée d'un des urinoirs des Champs-Elysées. C'est un pauvre homme faible de caractère, sujet à des éblouissements, à marche mal assurée, sans paraplégie et présentant quelques intermittences cardiaques.

D'après ces faits, il est permis d'établir les caractères scientifiques de l'espèce : exhibition à distance, pas de manœuvres lubriques, pas de tentatives pour entrer en relations plus intimes ; retour du même instinct aux mêmes lieux et habituellement aux mêmes heures. Il ressort de plus des exemples rapportés par le professeur Lasègue, que le plus grand nombre des exhibitionnistes sont des vieillards ; nous devons ajouter que le plus souvent ce sont des hommes.

PARALYSIE GÉNÉRALE

Il n'est pas jusqu'à la paralysie générale dont on n'ait pu rapporter des exemples à l'âge extrême de la vie. Les observations se multiplient et nous avons pu en rassembler 3 exemples remarquables :

Voici du reste comment s'exprime M. Paul Voisin au sujet de la paralysie générale sénile : « Cette forme n'a jamais été décrite que par nous ; elle existe cependant avec sa symptomatologie spéciale, elle est en rapport avec des lésions déterminées, et il est possible de la diagnostiquer du vivant du malade. Son pronostic est excessivement grave ; elle a une évolution rapide, 2 ans maximum. Les troubles intellectuels sont absolument les mêmes que ceux de la paralysie générale classique. Ainsi on observe des idées de satisfaction, de richesse et de grandeur empreints d'un caractère manifeste de débilité intellectuelle, de l'incohérence dès le début ; mais surtout lorsque la maladie date déjà de quelque temps. La parole est principalement annonnée, les troubles somatiques moins accentués, analogues à ceux de la paralysie générale classique. Tremblements des mains, frémissements vermiculaires de la langue et des lèvres.

A l'autopsie, les adhérences entre la pie-mère et la substance corticale sont peu nombreuses ; mais la lésion principale c'est l'athérome de tout le système artériel. Aussi n'est-elle pas justiciable d'un traitement anti-phlogistique, qui ne ferait que précipiter sa marche. Il n'y a pas les exacerbations de température de la paralysie générale ordinaire — mais les flexuosités et la dilatation des artères de la rétine y sont plus fréquentes que dans l'autre. — Les malades ne présentent pas l'apparence pléthorique des autres ; ils sont maigres et chétifs, et souvent on entend à la base du cœur un bruit de souffle d'origine aortique. »

Observation I (Pinel).

Homme, 60 ans, qui, depuis 2 ans, n'avait pas eu de rapport avec une femme, et qui éprouva tout à coup des besoins insolites. — Il court les maisons publiques et tient des propos obscènes dans un omnibus. Il a pratiqué 12 coïts dans une seule nuit.

A l'entrée : loquacité — agitation, propos obscènes, bégaiement assez prononcé dans certains moments. — Paralysie incomplète du membre inférieur droit — mémoire affaiblie pour les faits récents. — Les jours suivants, chants joyeux et sales — projets insensés ; le malade est roi, empereur, il va secourir la Pologne à la tête d'un régiment, cuirassé comme dans le moyen-âge. — Insomnie, le délire satyriaque va en augmentant ; il demande des jeunes filles pour satisfaire ses désirs brûlants. — Le malade devient gâteux, il se vautre dans l'ordure ; la marche devient très difficile par suite de la paralysie des membres inférieurs. — Parole embarrassée, langue tremblotante, sensibilité obscure, amaigrissement, œdème.

Quatre mois après son entrée le malade est pris de fièvre avec douleur abdominale, dysenterie, bronchite intense. — Gonflement œdémateux des membres inférieurs. — Erysipèle. — Les idées délirantes persistent, mais avec plus de variété. — Le mois suivant, la nutrition se fait mieux, les déjections ne sont plus involontaires, l'embonpoint revient et le malade reprend des forces dans ses jambes. — Les idées sont moins déraisonnables, la mémoire est meilleure et la parole est plus libre. — Après la réception d'une lettre lui annonçant l'arrivée de sa femme, on ne retrouve plus aucune trace du délire. — La guérison ne s'est pas démentie pendant 10 ans jusqu'à sa mort.

Observation II (de Baillarger).

(*Annales médico-psychologiques*, année 1870).

La nommée T..., âgée de 66 ans, a été conduite à la Salpêtrière, sans qu'on ait pu avoir sur elle aucun renseignement. A son entrée, cette femme se plaignait d'étourdissements et accusait des douleurs dans les jambes. En même temps, on constatait chez elle un affaiblissement très notable de l'intelligence sans conceptions délirantes. Elle n'avait pas de gène appréciable de la prononciation. Réponses lentes et incohérentes, jambes faibles, paralysie des sphincters, excrétion involontaire de l'urine et des matières fécales.

Six mois plus tard, un peu d'embarras de la prononciation, tremblement très marqué des lèvres et des membres supérieurs. — La malade ne peut porter ses mains à la tête qu'après une série d'oscillations saccadées ; on ne constate pas, du reste, d'affaiblissement plus marqué dans un des côtés du corps.

Un an après, érysipèle de la face qui se termine sans incident remarquable. Peu de temps après il survient de l'œdème qui d'abord borné aux jambes s'est peu à peu étendu aux mains et aux bras. Les jambes sont presque tout-à-fait paralysées. Affaiblissement général, amaigrissement, la malade ne peut plus quitter le lit. Large eschare au sacrum. Il survient de la contracture dans les membres inférieurs, et en même temps on constate la prédominance de la paralysie du côté gauche. — La malade succombe dans le marasme.

Autopsie. — Arachnoïde légèrement opaque le long des vaisseaux. On ne trouve d'adhérences des méninges avec la couche corticale qu'en deux points, à la partie moyenne et supérieure de l'hémisphère droit.

Pas d'atrophie sensible des circonvolutions. Dilatation énorme des artères qui composent l'hexagone cérébral. Les ventricules latéraux sont dilatés, et leurs parois sont criblées de petites granulations qui donnent au toucher la sensation de langue de chat. Deux foyers hémorrhagiques anciens dans chacun des corps striés. Dans le quatrième ventricule, au niveau du calamus, il y a une quantité énorme de granulations semblables à celles qu'on a trouvées dans les ventricules latéraux. Moelle et méninges saines.

Le cœur est hypertrophié, la crosse de l'aorte dilatée et athéromateuse. Les carotides primitives offrent d'espace en espace des renflements anévrysmatiques.

Quoique les symptômes observés chez cette malade offrent beaucoup de ressemblance avec ceux de la démence sénile, les adhérences et les granulations sont une preuve irrévocable en faveur de la paralysie générale.

Observation III

Recueillie par M. Philippe Rey. — Annales médico-psychologiques. Année 1882.

Pagé Jean, âgé de 72 ans, ancien représentant de commerce, entre le 17 avril 1882, à l'asile de Ville-Evrard. Ce malade est très faible, gâteux, et de plus porteur d'ulcères variqueux ; il a dû s'aliter, il ignore le mois, l'année, hésite sur son âge, ne sait pas où il est et se trouve du reste très heureux. Il possède des domaines considérables, 120.000 francs de rentes. Nous notons de l'embarras de la parole, du tremblement de la langue qui est légèrement déviée à gauche. La pupille droite est un peu plus large.

Voici les seuls renseignements qu'il nous a été possible d'obtenir sur les antécédents de ce malade. Ils émanent d'une personne de la famille. Pag... est atteint de sa maladie actuelle depuis la fin de juin

1880. Mais le 2 novembre 1874, il eut une attaque suivie de paralysie incomplète du côté gauche, avec embarras de la parole. En janvier 1875, ces accidents avaient disparu. Une deuxième attaque en décembre 1877, fut suivie des mêmes accidents passagers. Enfin une troisième attaque eut lieu en juin 1881. Celle-ci fut accompagnée d'agitation et des troubles intellectuels que nous rencontrons. Le 9 mai le malade a de la fièvre, de la diarrhée, il s'affaiblit rapidement, et meurt le 13 du même mois.

A l'autopsie pratiquée 30 heures après la mort, nous trouvons les méninges cérébrales épaissies et opaques, avec des traînées et des plaques nacrées, plus étendues sur les lobes frontaux, et le long de la scissure inter-hémisphérique. Il n'existe pas de suffusions sanguines, mais la pie-mère est vivement injectée. Des adhérences avec la couche corticale existent plus ou moins étendues sur les circonvolutions frontales, et sur les lobes sphénoïdaux, avec ramollissement profond de la substance grise et induration notable de la substance blanche. Liquide abondant dans les ventricules, granulations épendymaires nombreuses et très développées.

Ces trois cas observés par des hommes éminents ne doivent plus laisser aucun doute sur l'existence de la paralysie générale chez les vieillards. Elle est fort rare, il est vrai, mais la nier obstinément serait, selon nous, contraire aux données scientifiques que nous avons établies.

MÉDECINE LÉGALE

Responsabilité. — La conscience pèse la valeur morale des actions, dit M. Legrand du Saulle. De ce principe doit nécessairement résulter une sorte d'exonération partielle de la culpabilité en faveur du vieillard affaibli par l'âge, et d'immunité pour l'homme en démence sénile. Mais l'âge seul, quelque avancé qu'il soit, ne saurait par lui-même être une excuse valable s'il ne s'accompagnait pas d'affaiblissement notable de l'intelligence et de la volonté. Il est évident que ces vieillards, qui agissent sous l'empire d'instincts irrésistibles, et que nous avons désignés, sous le nom d'érotomanes, d'exhibitionnistes ne sauraient en aucune façon tomber sous le coup de la loi; pour eux la culpabilité ne peut être mise en cause. Bien des vieillards qu'on arrête pour outrages à la pudeur, sont atteints de maladies des organes génitaux, d'érythèmes, de dartres au pourtour de l'anus, avec démangeaisons, qui les forcent à s'exhiber, oublieux de ménager la pudeur. D'autres font un séjour prolongé en certains endroits de la voie publique, cédant aux nécessités d'une affection chronique des voies urinaires, unique cause de l'émission lente des urines, et des mouvements propres à solliciter, et à activer la miction.

Pour ce qui est de la responsabilité dans les diverses formes d'aliénation, que l'on peut observer chez le vieillard, elle est absolument comparable à celle des autres aliénés. Il n'y a, dit la loi, ni crime ni délit, lorsque le prévenu était en état de démence au moment de l'action. Mais comme l'aliéné est exposé à commettre des actes préjudiciables à la société, à la famille, celles-ci ont été investies vis à vis de lui de droits et de devoirs ; c'est la séquestration dans un asile spécial.

Cependant, entre la responsabilité et l'irresponsabilité, on peut admettre une responsabilité proportionnelle chez quelques malades ayant un délire partiel très limité ; mais il faut alors que l'acte accompli soit nettement en dehors des idées pathologiques, des suggestions morbides. Cette responsabilité partielle peut surtout être proclamée dans le cas où il y a des intervalles lucides, une suppression absolue, mais temporaire des manifestations et du caractère du délire. Elle sera plus ou moins étendue suivant le retour plus ou moins complet à l'état de raison.

Souvent du reste, la manière seule dont un attentat à la pudeur, un acte de violence, un vol, un incendie, un homicide ou un suicide, ont été accomplis, peut faire présager de l'état mental de l'individu. Dans l'acte criminel vulgaire, on retrouve le mobile, l'intérêt, la préméditation, la ruse et la prévoyance. Dans l'acte passionnel, la soudaineté, l'absence de précautions et la satisfaction brutale de la passion ; dans le crime de l'aliéné, l'égoïsme, l'absence de motifs, la privation de complices, et l'obéissance passive à une hallucination qui a commandé. Il importe surtout d'examiner la généalogie des accusés, au point de vue de l'hérédité morbide, de les faire écrire, car les aberrations de l'esprit, les convictions délirantes, peuvent éclater dans leurs écrits, alors que leurs paroles étaient à peine déraisonnables. Dans cet examem, on doit tenir compte de l'association des idées exprimées, du style et de l'orthographe.

Des mélancoliques et des hypochondriaques avouent parfois des fautes et des crimes imaginaires ; d'autres aliénés portent contre autrui les plus mensongères accusations, et quelques malades révèlent des crimes autrefois commis par eux et resté impunis. Mais leurs dénonciations, leurs aveux et leurs révélations, ne doivent être en général admis qu'avec la plus grande circonspection.

Les hallucinés, les illusionnés, les monomaniaques et les individus à intelligence débile sont les plus dangereux des aliénés ; et au point de vue clinique les signes qui révèlent l'urgence de la séquestration sont : l'excitation, les illusions et les hallucinations des sens, le délire systématisé, les impulsions homicides ou incendiaires, les menaces ou les tentatives de suicide, l'érotisme, la perversion complète des facultés morales ou affectives.

En principe, tout aliéné guéri doit être rendu à la liberté, même lorsqu'il a commis un crime avant sa séquestration et sous l'influence de son délire. Mais on comprend quelle certitude de la guérison doit posséder le médecin pour réclamer la sortie d'un de ces malades.

De l'interdiction. — Au point de vue de la capacité, la loi française a décidé que le majeur qui se trouve dans un état habituel d'imbécillité, de démence ou de fureur, doit être interdit, même lorsque cet état présente des intervalles lucides. Cette classification ne mentionne pas la lypémanie ou mélancolie proprement dite. De plus, la fureur n'est pas une variété de folie, elle n'en est qu'un symptôme. Elle est donc imparfaite. Cependant la jurisprudence, dont le rôle est de développer la loi et de suppléer à ses lacunes, a eu égard aux intermissions très nettes de la folie, et elle peut valider les actes personnels qui ont été consentis pendant la durée d'un intervalle lucide, et par actes personnels on entend ceux qui ne dépendent que de la personne interdite et qui n'engagent qu'elle seule : contracter un mariage, faire un testament, reconnaître un enfant naturel, etc.

La vieillesse n'est pas une cause d'interdiction, mais elle pourra souvent nécessiter la nomination d'un conseil judiciaire, et Demolombe conseille aux parents de l'incapable de s'entendre entre eux et d'administrer sa fortune à titre de gérants. Quant à la démence avérée, elle constitue une maladie incurable qui entraîne d'une manière permanente la perte de la liberté morale de l'individu et l'impossibilité absolue d'administrer sa fortune et d'en disposer. Dans tous les autres cas, on doit tenir compte des rémissions plus ou moins nettes qui peuvent se produire dans le courant de la maladie. Ces rémissions peuvent faire valider des actes personnels qui seraient entachés de nullité si les malades étaient atteints de démence.

On voit donc qu'il y a une grande différence au point de vue médico-légal, entre la démence, maladie incurable, et les autres formes de folie qui présentent des rémissions, voire même un espoir de guérison. Le vieillard, pour qui la folie se caractérisait toujours jusqu'à présent par la démence, peut donc présenter les autres espèces vésaniques. Il devra jouir des modiques privilèges qui s'y rattachent, et l'on devra tenir compte de l'espoir de guérison, de la possibilité des intervalles lucides. Il ne sera donc pas forcément jusqu'à sa fin irresponsable et incapable.

CONCLUSIONS

1° Chez les vieillards, la forme la plus commune d'aliénation mentale est la démence dite sénile.

2° Toutes les autres formes de folie, quoique rares, peuvent être observées.

3° La paralysie générale elle-même ne fait pas exception.

4° Le pronostic n'est donc pas aussi fatal que dans la démence, et l'on peut quelquefois obtenir la guérison, ou tout au moins des amendements.

5° Au point de vue médico-légal, le vieillard aliéné peut redevenir responsable et capable, dans certaines conditions bien déterminées.

Imp. A. DERENNE, Mayenne. — Paris, boulev. Saint-Michel, 52.

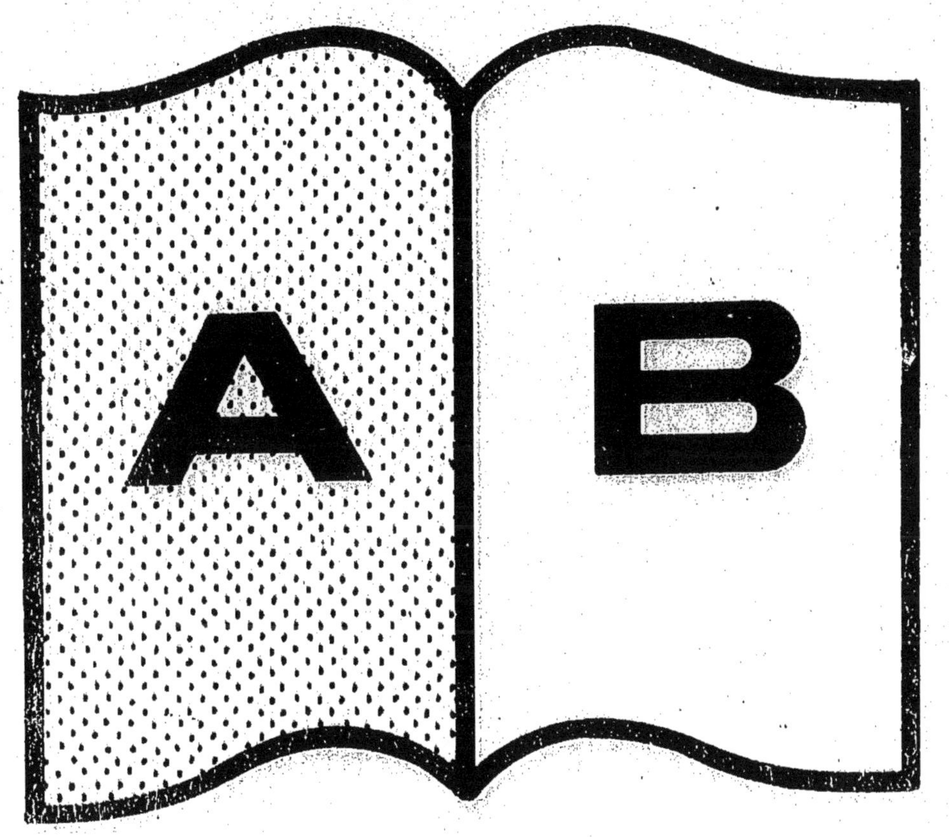

Contraste insuffisant

NF Z 43-120-14

www.ingramcontent.com/pod-product-compliance
Ingram Content Group UK Ltd.
Pitfield, Milton Keynes, MK11 3LW, UK
UKHW012109240726
13965UKWH00004B/1657

9 782013 558907